Libro de cocina saludable para freír con aire

Su libro de la freidora de aire de todos los días con algunas recetas deliciosas

Emma Cowden

ÍNDICE DE CONTENIDOS

INTRODUCCIÓN

La freidora de aire se utiliza para cocinar y significa que no tendrá que encender el horno y calentar toda la casa. Puede utilizar la freidora de aire en su cocina para cocinar alimentos para su familia. Además, es una excelente manera de mantener el ambiente de la cocina fresco para que no se caliente demasiado.

Las freidoras de aire son muy fáciles de limpiar y mantener. Algunas son incluso aptas para el lavavajillas. Esto se debe a que no tienen ningún componente que necesite ser limpiado, como otras fuentes de calor. En su lugar, el ventilador que hace circular el aire alrededor de los alimentos tiene una bandeja interior que es extraíble para facilitar la limpieza. Aparte de este pequeño componente, no hay nada más que limpiar cuando se termina de cocinar.

Los aceites y grasas utilizados en los métodos de cocción tradicionales, como la fritura, tienden a añadir calorías a su dieta cuando los consume con sus alimentos favoritos. Pero con una freidora de aire, puedes disfrutar de todos esos sabrosos alimentos sin arruinar tu rutina de alimentación saludable.

No es necesario tener mucha habilidad o experiencia para cocinar en una freidora de aire. No son como las freidoras, en las que hay que cubrir los alimentos con aceite. En lugar de eso, puedes añadir la rejilla de cocción y ajustar el temporizador y los controles de temperatura. También puedes introducir los alimentos antes de encenderla. Cuando haya terminado, todo lo que tiene que hacer es retirar la rejilla de cocción y limpiarla. Eso es todo.

Independientemente del tipo de comida que quiera preparar, una freidora de aire es una herramienta de cocina estupenda que puede ayudarle a cocinar los alimentos de forma más rápida y eficiente. Es fácil de usar para cualquiera y permite cocinar en poco tiempo. Si quiere una forma más saludable de comer, pruebe una freidora de aire hoy mismo

DESAYUNO

1. Hueveras de queso y pimientos rojos

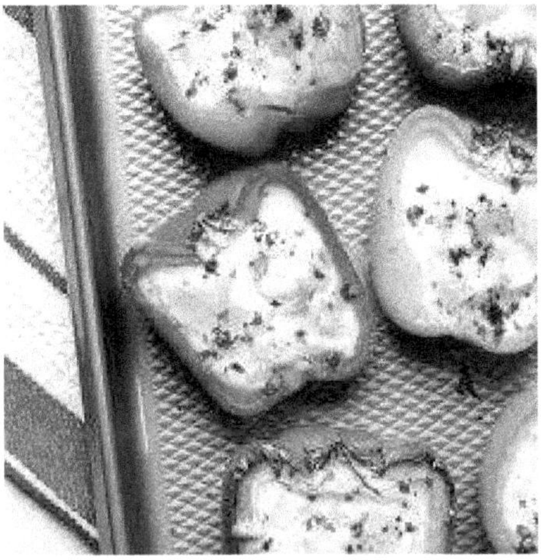

Tiempo de preparación: 10 minutos

Tiempo de cocción: 15 minutos

Porciones: 4

Ingredientes:

- Huevos de corral grandes, 4.
- Queso rallado, 1 taza
- Pimiento rojo picado, 1 taza
- Mitad y mitad, 4 cucharadas.
- Sal y pimienta.

Direcciones:

1. Precaliente la freidora a 300°F y engrase cuatro moldes.
2. Coge un bol mediano y añade los huevos. Bate bien.
3. Añadir el pimiento rojo, la mitad del queso, la mitad y la sal y la pimienta. Remover bien para combinar.
4. Vierta la mezcla entre los moldes y colóquela en la freidora.
5. Cocine durante 15 minutos y luego sirva y disfrute.

Nutrición: Calorías: 195 Carbohidratos: 7g Proteínas: 13g Grasas: 12g

2. Gachas de coco con semillas de lino

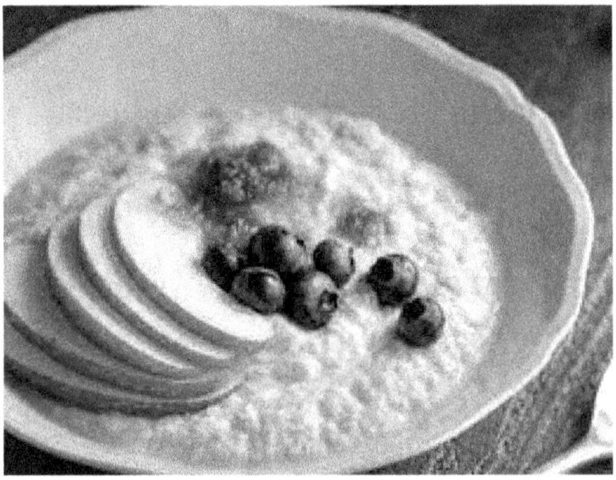

Tiempo de preparación: 5 minutos

Tiempo de cocción: 30 minutos

Porciones: 3

Ingredientes:

- Leche de almendras sin azúcar, 1 ½ taza
- Harina de coco, 2 cucharadas.
- Proteína vegana de vainilla en polvo, 2 cucharadas.
- Eritritol en polvo, ¼ de cucharadita.
- Harina de linaza dorada, 3 cucharadas.

Direcciones:

1. Precaliente su freidora a una temperatura de unos 375° F

2. Combinar la harina de coco con la harina de linaza dorada y la proteína en polvo en un bol
3. Rocíe su Air Fryer con aceite en aerosol, luego vierta la mezcla en la sartén de la freidora de aire
4. Vierta la leche y cubra con arándanos picados y frambuesas picadas
5. Mueva la sartén en la freidora de aire y selle la tapa
6. Poner la temperatura a unos 375° F y el temporizador a unos 30 minutos
7. Cuando el temporizador emita un pitido, apague la Air Fryer y retire la bandeja para hornear
8. Sirve y disfruta de tus deliciosas gachas.

Nutrición: Calorías: 249 Grasas: 13,7 g Carbohidratos: 6 g Proteínas: 17 g

3. Doughnut de chocolate fácil

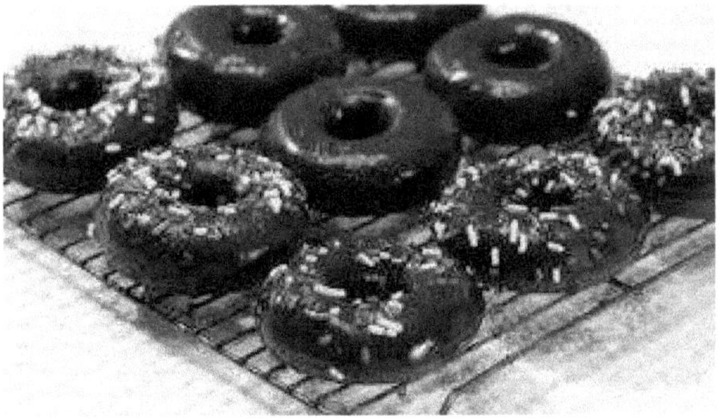

Tiempo de preparación: 10 minutos

Tiempo de cocción: 12 minutos

Porciones: 6

Ingredientes:

- Mantequilla derretida sin sal, 3 cucharadas.
- Azúcar en polvo, ¼ de taza
- Galletas refrigeradas, 8.
- Chips de chocolate semidulce, 48

Direcciones:

1. Corta las galletas en tercios, aplánalas y coloca 2 chips de chocolate en el centro.
2. Envuelve el chocolate con la masa para sellar los bordes.

3. Frote cada agujero de la masa con un poco de mantequilla.
4. Ponga la masa en la freidora de aire para cocinar durante 12 minutos a 3400F.
5. Apartar para añadir el azúcar en polvo.
6. Servir y disfrutar.

Nutrición: Calorías: 393 Grasas: 17g Carbohidratos: 55g Proteínas: 5g

4. Tortilla de espinacas con queso

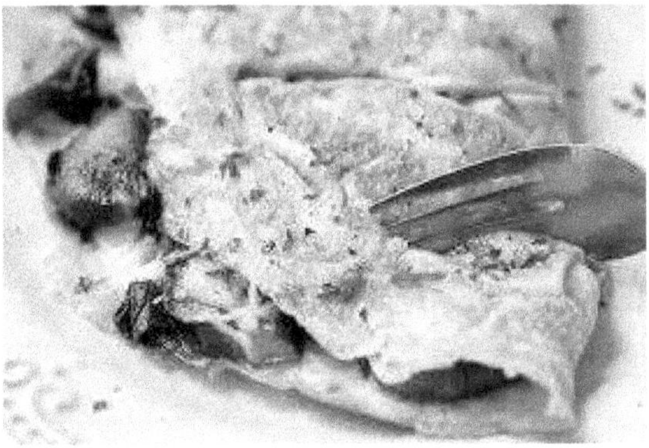

Tiempo de preparación: 5 minutos

Tiempo de cocción: 10 minutos

Raciones: 2

Ingredientes:

- Huevos, 3
- Espinacas frescas picadas, 2 cucharadas.
- Queso rallado, ½ taza
- Pimienta.
- La sal.

Direcciones:

1. Mezclar los huevos con la pimienta y la sal, batirlos y ponerlos en una bandeja apta para el horno.
2. Añade las espinacas y el queso, pero no revuelvas.

3. Deje que se cocine en la freidora de aire durante 8 minutos a 3900F.
4. Cocinar durante 2 minutos más para dorar la tortilla.
5. Servir en platos para disfrutar.

Nutrición: Calorías: 209 Grasas: 15,9g Carbohidratos: 1g Proteínas: 15,4g

5. Salsa de ajo asado y tomillo para mojar

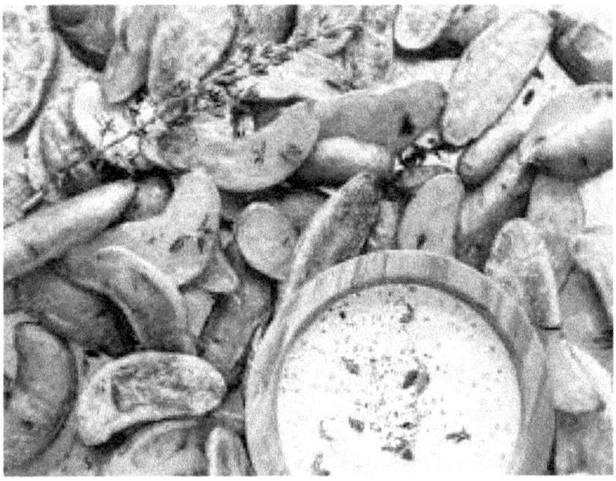

Tiempo de preparación: 5 minutos

Tiempo de cocción: 30 minutos

Porciones: 1

Ingredientes:

- Hojas de tomillo fresco picado, ½ cucharadita.
- Sal, 1/8 cucharadita.
- Mayonesa ligera, ½ taza
- Ajo asado machacado, 2 cucharadas.
- Pimienta, 1/8 cucharadita

Direcciones:

1. Envuelva el ajo en papel de aluminio. Póngalo en la cesta de cocción de la Air Fryer y áselo durante 30 minutos a 390 grados.
2. Combinar todos los ingredientes para servir.

Nutrición: Calorías: 485 Grasas: 39,4g Carbohidratos: 34,1g Proteínas: 2,2g

6. Rollos de huevo y salchicha con queso

Tiempo de preparación: 15 minutos

Tiempo de cocción: 15 minutos

Porciones: 8

Ingredientes:

- Eslabones de salchicha de desayuno cocida, 8 piezas.
- Huevos, 3.
- Sal y pimienta,
- Rodajas de queso cheddar, 4.
- Panecillos refrigerados de media luna, 8 oz.

Direcciones:

1. Ponga la freidora de aire a 325 grados Fahrenheit para precalentar.
2. Batir los huevos; reservar una cucharada como lavado de huevos y revolver el resto.
3. Cortar las lonchas de queso por la mitad.
4. Separar la masa en 8 triángulos.

5. Rellena cada triángulo con media loncha de queso, una cucharada de huevos revueltos y un eslabón de salchicha.
6. Enrolle sin apretar todos los triángulos rellenos antes de colocarlos en la cesta de la freidora. Unte con el lavado de huevo que estaba reservado y espolvoree todo con pimienta y sal.
7. Cocer durante 15 minutos.
8. Servir enseguida.

Nutrición: Calorías: 270 Grasas: 20,0 g Proteínas: 10,0 g Carbohidratos: 13,0 g

7. Avena de bayas al horno

Tiempo de preparación: 5 minutos

Tiempo de cocción: 25 minutos

Raciones: 2-4

Ingredientes:

- 1 huevo de tamaño medio
- 1 taza de leche entera
- 1 taza de copos de avena
- 2½ cucharadas de azúcar moreno
- ½ cucharadita de levadura en polvo
- ½ cucharadita de canela molida
- Aceite
- 2 tazas de bayas mixtas divididas
- 2 cucharadas de almendras fileteadas
- Espolvoreo de nuez moscada

Direcciones:

1. En un tazón, combine el huevo con la leche, mezclando bien para combinar.

2. En un segundo bol, combinar la avena con el azúcar moreno, la levadura en polvo y la canela. Mezclar bien.
3. Rocíe su sartén segura para la freidora de aire con aceite en aerosol.
4. Añade ¼ de taza de las bayas mixtas a la freidora.
5. Vierta la mezcla de avena sobre la fruta, seguida de la mezcla de huevo y leche.
6. Dejar reposar unos 10 minutos antes de añadir el resto de la fruta por encima.
7. Esparcir las almendras fileteadas sobre las bayas y sazonar con una pizca de nuez moscada.
8. Coloque la sartén en su freidora de aire y hornee a 320 grados F, durante 10 minutos. Compruebe el progreso y siga horneando o retírelo del aparato.
9. Dejar reposar durante 4-5 minutos y servir.

Nutrición: Calorías: 151 kcal Grasas: 7,1g Carbohidratos: 17,9g Proteínas: 3,6g

8. Quiche de brócoli y queso cheddar

Tiempo de preparación: 5 minutos

Tiempo de cocción: 10 minutos

Porciones: 1

Ingredientes:

- 1 huevo de tamaño medio
- 3-4 cucharadas de crema de leche
- 4-5 ramilletes de brócoli de tamaño muy pequeño
- 1 cucharada de queso Cheddar finamente rallado

Direcciones:

1. En un bol, bata el huevo junto con la crema de leche.
2. Engrase ligeramente una fuente circular de cerámica de 5", tipo quiche.
3. Colocar los ramilletes de brócoli de manera uniforme en el fondo de la fuente.
4. Verter la mezcla de huevos y crema.
5. Esparza el queso Cheddar rallado por encima y fríalo al aire libre a 325 grados F durante 10 minutos.

6. Servir y disfrutar.

Nutrición: Calorías: 162 kcal Grasa: 5,23g Carbohidratos: 14,3 Proteínas: 9,4

9. Tartas de hojaldre de huevo y queso

Tiempo de preparación: 10 minutos

Tiempo de cocción: 20 minutos

Porciones: 4

Ingredientes:

- Harina para todo uso
- 1 hoja cuadrada (9") de hojaldre congelada y descongelada
- ¾ de taza de queso Cheddar rallado
- 4 huevos de tamaño grande
- 1 cucharada de cebollino fresco picado

Direcciones:

1. Precaliente la freidora de aire a 390 °F.
2. En una superficie de trabajo limpia y ligeramente enharinada, despliegue la hoja de hojaldre y córtela en 4 cuadrados iguales.
3. Ponga 2 de los cuadrados de hojaldre en la cesta de la freidora de aire, separándolos entre sí.

4. Fría al aire libre hasta que la masa esté ligeramente dorada, durante aproximadamente 10 minutos.
5. Abra la cesta y, con una cuchara de metal, presione el centro de cada cuadrado de hojaldre para crear una hendidura. Esparza 3 cucharadas de queso rallado en cada hendidura. Rompa un huevo con cuidado en el centro de cada hojaldre.
6. Fría al aire libre durante 8-10 minutos, hasta que los huevos estén cocidos al nivel de cocción que prefiera.
7. Transfiera las tartas a una rejilla de alambre para hornear colocada sobre papel encerado y deje que se enfríen durante 4-5 minutos.
8. Repita los pasos 2-4 con el resto de los ingredientes.
9. Adornar con la mitad del cebollino y servir caliente.

Nutrición: Calorías: 231 kcal Grasas: 6,5g Carbohidratos: 10,3g Proteínas: 6,4g

10. Tostadas francesas

Tiempo de preparación: 5 minutos

Tiempo de cocción: 3 minutos

Porciones: 4

Ingredientes:

- 2 huevos medianos
- ⅔ taza de leche entera
- 1 cucharada de canela
- 1 cucharadita de extracto de vainilla
- 4 rebanadas de pan integral

Direcciones:

1. En un bol pequeño, combinar los huevos con la leche, la canela y el extracto de vainilla. Bate para romper los huevos e incorporarlos.
2. Sumergir cada lado del pan en la mezcla de huevo, sacudiendo el exceso.
3. Añada las rebanadas de pan sumergidas en la sartén y fríalas en el aire durante unos minutos a 320 grados F.

Dele la vuelta al pan y fríalo en el aire durante 3 minutos más.

4. Sirve.

Nutrición: Calorías: 231 kcal Grasas: 6,3g Carbohidratos: 13,6g Proteínas: 4,6g

VERDURAS Y ACOMPAÑAMIENTOS

11. Calabaza con especias

Tiempo de preparación: 10 minutos

Tiempo de cocción: 15 minutos

Porciones: 4

Ingredientes:

- 4 tazas de calabaza de 1 pulgada de grosor
- 2 cucharadas de aceite vegetal
- 1 ó 2 cucharadas de azúcar moreno
- 1 cucharadita de polvo de cinco especias chinas

Direcciones

1. Preparar los ingredientes. En un bol, combinar el aceite, el azúcar, la calabaza y el polvo de cinco especias. Revuelva para cubrir.
2. Coloque la calabaza en la cesta de la freidora.

3. Freír al aire. Poner la freidora de aire a 400°F durante 15 minutos o hasta que estén tiernos.

Nutrición: Calorías: 160 Grasas: 5 Carbohidratos: 9 Proteínas: 6

12. Champiñones al ajo y al tomillo

Tiempo de preparación: 5 minutos

Tiempo de cocción: 10 minutos

Porciones: 4

Ingredientes:

- 3 cucharadas de mantequilla sin sal, derretida
- 1 paquete (8 onzas) de champiñones de botón, cortados en rodajas
- 2 dientes de ajo picados
- 3 ramitas de hojas de tomillo fresco
- ½ cucharadita de sal marina fina

Direcciones:

1. Preparar los ingredientes. Engrase la cesta con aceite de aguacate. Precaliente la freidora de aire a 400°F.
2. Coloque todos los ingredientes en un bol de tamaño medio. Utilice una cuchara o sus manos para cubrir las rodajas de champiñón.
3. Freír al aire. Ponga los champiñones en la cesta en una sola capa; trabaje en tandas si es necesario. Cocine durante 10 minutos, o hasta que estén ligeramente

crujientes y dorados. Adorne con ramitas de tomillo antes de servir.

4. Vuelva a calentar en una freidora de aire a 350°F durante 5 minutos, o hasta que esté bien caliente.

Nutrición: Calorías 82; Grasa 9g; Proteína 1g; Carbohidratos totales 1g;

Fibra 0,2g

13. Chips de calabacín y parmesano

Tiempo de preparación: 10 minutos

Tiempo de cocción: 10 minutos

Porciones: 10

Ingredientes:

- ½ cucharadita de pimentón
- ½ C. de queso parmesano rallado
- ½ C. de pan rallado italiano
- 1 huevo ligeramente batido
- 2 calabacines cortados en rodajas finas

Direcciones:

1. Preparación de los ingredientes. Utilice un cuchillo muy afilado o una mandolina para cortar el calabacín lo más fino posible. Quita la humedad sobrante con una palmadita. Bate el huevo con una pizca de pimienta y sal y un poco de agua.
2. Combine el pimentón, el queso y el pan rallado en un bol. Sumerja las rodajas de calabacín en la mezcla de huevo y luego en la mezcla de pan rallado. Presione suavemente para cubrirlas.

3. Freír al aire. Con aceite de oliva en aerosol, rocíe las rodajas de calabacín cubiertas. Colóquelas en su freidora de aire en una sola capa. Ajuste la temperatura a 350°F y el tiempo a 8 minutos. Espolvoree con sal y sirva con salsa.

Nutrición: Calorías: 130 Grasas: 2 Carbohidratos: 5 Proteínas: 3

14. Patatas fritas con jícama

Tiempo de preparación: 10 minutos

Tiempo de cocción: 5 minutos

Porciones: 4

Ingredientes:

- 1 cucharada de tomillo seco
- ¾ C. de harina de arrurruz
- ½ Jicama grande
- Huevos

Direcciones:

1. Preparación de los ingredientes. Cortar la jícama en rodajas para que se convierta en papas fritas.
2. Bata los huevos y viértalos sobre las papas fritas. Revuelva para cubrirlas.
3. Mezcle una pizca de sal, tomillo y harina de arrurruz. Mezcle la jícama cubierta de huevo en la mezcla seca, revolviendo para cubrirla bien.
4. Freír al aire. Rocíe la cesta de la freidora de aire con aceite de oliva y añada las patatas fritas. Ajuste la

temperatura a 350°F y el tiempo a 5 minutos. Revuelva a mitad del proceso de cocción.

Nutrición: Calorías: 211; Grasas: 19g; Carbohidratos: 16g;Proteínas: 9g

15. Pimientos de limón

Tiempo de preparación: 5 minutos

Tiempo de cocción: 20 minutos

Porciones: 4

Ingredientes:

- 1 ½ lb. de pimientos mixtos; cortados por la mitad y sin pepitas
- 2 cucharadas de zumo de limón
- 2 cucharadas de vinagre balsámico
- 2 cucharaditas de ralladura de limón
- Un puñado de perejil; picado.

Direcciones:

1. Ponga los pimientos en la cesta de su freidora de aire y cocínelos a 350°f durante 15 minutos.
2. Pele los pimientos, mézclelos con el resto de los ingredientes, mezcle y sirva

Nutrición: Calorías: 151; Grasa: 2g; Fibra: 3g; Carbohidratos: 5g; Proteína: 5g

16. Corteza de pizza de coliflor

Tiempo de preparación: 5 minutos

Tiempo de cocción: 20 minutos

Porciones: 6

Ingredientes:

- 1(12-oz.) Bolsa de coliflor al vapor
- 1 huevo grande.
- ½ taza de queso cheddar fuerte rallado.
- 2 cucharadas de harina de almendra blanqueada y finamente molida
- 1 cucharadita de condimento de mezcla italiana

Direcciones:

1. Cocinar la coliflor según el paquete. Saca la coliflor de la bolsa y ponla en una toalla de papel para eliminar el exceso de agua. Colocar la coliflor en un bol grande.
2. Añadir la harina de almendras, el queso, el huevo y el condimento italiano al bol y mezclar bien
3. Corta un trozo de pergamino para que quepa en la cesta de la freidora. Presione la coliflor en un círculo de 6 pulgadas. Colóquela en la cesta de la freidora. Ajuste

la temperatura a 360 grados f y programe el temporizador para 11 minutos. Después de 7 minutos, voltee la corteza de la pizza

4. Añada los ingredientes preferidos a la pizza. Vuelva a colocarla en la cesta de la freidora y cocínela durante 4 minutos más o hasta que esté completamente cocida y dorada. Sirva inmediatamente.

Nutrición: Calorías: 230; Proteínas: 14,9g; Fibra: 4,7g; Grasas: 14,2g; Carbohidratos: 10,0g

17. Col de Milán y tomates

Tiempo de preparación: 5 minutos

Tiempo de cocción: 20 minutos

Porciones: 4

Ingredientes:

- 2 cebollas tiernas; picadas.
- 1 col de Milán, rallada
- 1 cucharada de perejil picado.
- 2 cucharadas de salsa de tomate
- Sal y pimienta negra al gusto.

Direcciones:

1. En una sartén que se adapte a su freidora, mezcle el repollo con el resto de los ingredientes, excepto el perejil, revuelva, ponga la sartén en la freidora y cocine a 360°f durante 15 minutos
2. Repartir en los platos y servir con perejil espolvoreado por encima.

Nutrición: Calorías: 163; Grasa: 4g; Fibra: 3g; Carbohidratos: 6g; Proteína: 7g

18. Filete de coliflor

Tiempo de preparación: 5 minutos

Tiempo de cocción: 10 minutos

Porciones: 4

Ingredientes:

- 1 cabeza de coliflor mediana
- ¼ de taza de queso azul desmenuzado
- ¼ de taza de salsa picante
- ¼ de taza de aderezo ranchero completo
- 2 cucharadas de mantequilla salada derretida.

Direcciones:

1. Quitar las hojas de la coliflor. Cortar la cabeza en rodajas de ½ pulgada de grosor.
2. En un bol pequeño, mezclar la salsa picante y la mantequilla. Pincelar la mezcla sobre la coliflor.
3. Coloque cada filete de coliflor en la freidora de aire, trabajando en lotes si es necesario. Ajuste la temperatura a 400 grados f y programe el temporizador para 7 minutos

4. Cuando estén cocidos, los bordes comenzarán a oscurecerse y caramelizarse. Para servir, espolvoree los filetes con queso azul desmenuzado. Rocíe con el aderezo ranchero.

Nutrición: Calorías: 122; Proteínas: 4,9g; Fibra: 3,0g; Grasas: 8,4g; Carbohidratos: 7,7g

19. Tomate, aguacate y judías verdes

Tiempo de preparación: 5 minutos

Tiempo de cocción: 20 minutos

Porciones: 4

Ingredientes:

- ¼ lb. de judías verdes, recortadas y cortadas por la mitad
- 1 aguacate, pelado, sin hueso y cortado en cubos
- 1 pinta de tomates cherry mixtos; cortados por la mitad
- 2 cucharadas de aceite de oliva

Direcciones:

1. En una sartén que se ajuste a su freidora de aire, mezcle los tomates con el resto de los ingredientes, revuelva.
2. Poner la sartén en la freidora y cocinar a 360°f durante 15 minutos. Pasar a cuencos y servir

Nutrición: Calorías: 151; Grasa: 3g; Fibra: 2g; Carbohidratos: 4g; Proteína: 4g

20. Judías verdes con eneldo y ajo

Tiempo de preparación: 5 minutos

Tiempo de cocción: 20 minutos

Porciones: 4

Ingredientes:

- 1 libra Judías verdes, recortadas
- ½ taza de tocino, cocido y picado.
- 2 dientes de ajo picados
- 2 cucharadas de eneldo picado.
- Sal y pimienta negra al gusto.

Direcciones:

1. En una sartén que se adapte a la freidora de aire, combine las judías verdes con el resto de los ingredientes, revuelva.
2. Poner la sartén en la freidora y cocinar a 390°f durante 15 minutos
3. Repartir todo entre los platos y servir.

Nutrición: Calorías: 180; Grasa: 3g; Fibra: 2g; Carbohidratos: 4g; Proteína: 6g

CARNE

21. Alitas de pollo cajún sencillas

Tiempo de preparación: 10 minutos

Tiempo de cocción: 25 minutos

Sirve: 4

Ingredientes:

- lbs. de alitas de pollo
- 1/3 de taza de aderezo ranchero
- 1 cucharada + 1/2 cucharadita de condimento cajún

Direcciones:

1 Frote 1 cucharada de condimento cajún por todas las alas de pollo.

2 Coloque las alitas de pollo en la cesta de la freidora de aire y cocínelas a 400 F durante 25 minutos. Gire las alas de pollo a mitad de camino.

3 Mientras tanto, en un bol pequeño, mezcle el aderezo ranchero y 1 cucharadita de condimento cajún.

4 Sirva las alitas de pollo con aderezo ranchero cajún.

Nutrición: Calorías 437 Grasas 16,9 g Hidratos de carbono 1,1 g Azúcar 0,5 g Proteínas 65,9 g Colesterol 202 mg

22. Pollo frito al aire simple

Tiempo de preparación: 10 minutos

Tiempo de cocción: 10 minutos

Porciones: 4

Ingredientes:

- oz de pollo, sin piel y sin hueso
- 1/2 cucharadita de pimienta negra
- 1/2 cucharadita de sal
- 1/2 taza de harina de almendra
- 1 huevo batido

Direcciones:

1 Precaliente la freidora de aire a 330 F/ 165 C.

2 Añade el huevo en un bol y bátelo hasta que esté espumoso y sazónalo con pimienta y sal.

3 En un plato llano, mezclar la harina de almendras y la sal.

4 Sumergir el pollo en la mezcla de huevo y luego cubrirlo con harina de almendras.

5. Coloque el pollo recubierto en la cesta de la freidora de aire y cocine durante 10 minutos.
6. Servir y disfrutar.

Nutrición: Calorías 285; Grasas 12,8 g; Carbohidratos 3,7 g; Proteínas 38,1 g;

23. Alitas de Búfalo

Tiempo de preparación: 5 minutos

Tiempo de cocción: 15 minutos

Porciones: 4

Ingredientes:

- 32 oz de alitas de pollo
- 1/4 de taza de salsa picante
- cucharada de mantequilla de pasto, derretida
- Sal

Direcciones:

1 Añada las alitas de pollo en el bol. Vierta la salsa picante y la mantequilla sobre las alitas de pollo y mezcle bien.

2 Coloque las alas de pollo marinadas en la nevera durante 1 ó 2 horas.

3 Precalentar la freidora a 400 F/ 204 C durante 3 minutos

4. Coloque las alas de pollo marinadas en la cesta de la freidora de aire y cocínelas durante 12 minutos. agite la cesta a mitad de camino.
5. Servir y disfrutar.

Nutrición: Calorías 678; Grasas 34 g; Carbohidratos 0,4 g; Azúcar 0,3 g; Proteínas 87,7 g; Colesterol 300 mg

24. Alitas de pollo con miel y limón

Tiempo de preparación: 10 minutos

Tiempo de cocción: 50 minutos

Porciones: 6

Ingredientes:

- libras de alitas de pollo
- cucharada de zumo de lima fresco
- sal y pimienta negra
- 1/4 de cucharadita de pimienta blanca en polvo
- cucharada de miel

Direcciones:

1 En un bol, colocar todos los ingredientes y cubrirlos bien.

2 Coloque las alas de pollo marinadas en la nevera durante 1 ó 2 horas.

3 Precalentar la freidora a 182 C/ 360 F.

4 Coloque las alas de pollo marinadas en la cesta de la freidora de aire y cocínelas durante 12 minutos. Agite la cesta de la freidora a mitad de camino.

5. Subir la temperatura a 400 F/ 204 C y cocinar durante 3 minutos más.
6. Servir y disfrutar.

Nutrición: Calorías 311; Grasas 11,2 g; Carbohidratos 6,1 g; Azúcar 5,8 g; Proteínas 43,8 g; Colesterol 135 mg

25. Palillos de pollo sencillos

Tiempo de preparación: 10 minutos

Tiempo de cocción: 16 minutos

Porciones: 4

Ingredientes:

- 1 1/2 libras de muslos de pollo
- cucharada de condimento para pollo
- 1 cucharadita de pimienta negra
- 1 cucharada de aceite de oliva
- 1 cucharadita de sal

Direcciones:

1 En un bol pequeño, mezcle el condimento para pollo, el aceite de oliva, la pimienta y la sal.

2 Frote la mezcla de condimentos por todo el pollo.

3 Coloque el pollo sazonado en la cesta de la freidora y cocínelo durante 10 minutos. Dale la vuelta a mitad de camino.

4. Subir la temperatura a 300 F/ 148 C y cocinar durante 6 minutos más.
5. Servir y disfrutar.

Nutrición: Calorías 319; Grasas 13,2 g; Carbohidratos 0,3 g; Azúcar 0 g; Proteínas 46,8 g; Colesterol 150 mg

26. Alitas de pollo saludables

Tiempo de preparación: 10 minutos

Tiempo de cocción: 25 minutos

Porciones: 4

Ingredientes:

- lbs. de alitas de pollo
- 1 cucharada de pimienta
- 1 cucharada de ajo en polvo
- cucharada de sal de mesa

Direcciones:

1. En un bol, mezclar todos los ingredientes excepto las alas de pollo.
2. Añade las alitas de pollo en un bol y remueve hasta que estén bien cubiertas.
3. Precalentar la freidora a 370 F/ 187 C durante 5 minutos.

4 Ponga las alitas de pollo en la cesta de la freidora de aire y cocínelas durante 20 minutos. Agite la cesta a mitad de camino.

5 Servir y disfrutar.

Nutrición: Calorías 442; Grasas 16,9 g; Carbohidratos 2,6 g; Azúcar 0,5 g; Proteínas 66,1 g; Colesterol 202 mg

27. Muslos de pollo tailandeses

Tiempo de preparación: 10 minutos

Tiempo de cocción: 20 minutos

Porciones: 4

Ingredientes:

- 1 libra de muslos de pollo, sin hueso y sin piel
- cucharadita de jengibre picado
- dientes de ajo picados
- 1/2 taza de leche de coco
- cucharada de pasta de curry

Direcciones:

1 Añade todos los ingredientes en la bolsa con cierre, agítalos bien y mete la bolsa en la nevera durante toda la noche.

2 Añade el pollo marinado y la salsa en una tartera.

3 Coloque el plato en la freidora de aire y cocine durante 20 minutos a 165 F/ 73 C.

4 Servir y disfrutar.

Nutrición: Calorías 341; Grasas 20 g; Carbohidratos 5,2 g; Azúcar 1,1 g; Proteínas 34,1 g; Colesterol 101 mg

28. Hamburguesas de pollo

Tiempo de preparación: 10 minutos

Tiempo de cocción: 13 minutos

Porciones: 8

Ingredientes:

- libras de pollo molido
- 1 taza de salsa casera
- 1/2 cebolla pequeña picada
- 1 1/2 tazas de claras de huevo
- Sal y pimienta

Direcciones:

1 Añadir las claras de huevo, la salsa y la cebolla en la batidora y batir hasta que se combinen.

2 Añada el pollo molido y la mezcla de huevos en el bol grande para mezclar. Sazone con pimienta y sal y mezcle hasta que esté bien combinado.

3 Hacer pequeñas hamburguesas con la mezcla de carne.

4 Rocíe la cesta de la freidora de aire con spray de cocina.

5. Coloque las hamburguesas de pollo en la freidora de aire y cocínelas durante 12-13 minutos. Cocine en tandas.
6. Servir y disfrutar.

Nutrición: Calorías 357; Grasas 12,7 g; Carbohidratos 2,8 g; Azúcar 1,5 g; Proteínas 54,7 g; Colesterol 151 mg

29. Palillos de pollo sazonados al estilo cajún

Tiempo de preparación: 5 minutos

Tiempo de cocción: 15 minutos

Raciones: 2

Ingredientes:

- muslos de pollo sin piel
- 1 cucharada de condimento cajún
- cucharadita de aceite de oliva

Direcciones:

1 Añada todos los ingredientes a la bolsa con cierre. Agitar bien la bolsa y meterla en el frigorífico durante media hora.

2 Coloque los muslos de pollo marinados en la cesta de la freidora de aire y cocínelos durante 15 minutos a 400 F/ 204 C.

3 Servir y disfrutar.

Nutrición: Calorías 118; Grasas 7,3 g; Carbohidratos 0 g; Azúcar 0 g; Proteínas 12,7 g; Colesterol 40 mg

30. Pollo a la miel y al ajo

Tiempo de preparación: 10 minutos

Tiempo de cocción: 15 minutos

Raciones: 2

Ingredientes:

- muslos de pollo sin piel
- 1/2 cucharadita de ajo picado
- cucharadita de miel
- cucharadita de aceite de oliva

Direcciones:

1 Poner todos los ingredientes en un bol y mezclar hasta que estén bien cubiertos.

2 Coloque el pollo en el refrigerador durante media hora.

3 Coloque el pollo marinado en la freidora de aire y cocínelo durante 15 minutos a 400 F/ 204 C.

4 Servir y disfrutar.

Nutrición: Calorías 140; Grasas 7,3 g; Carbohidratos 6 g; Azúcar 5,8 g; Proteínas 12,7 g;

PESCADO Y MARISCO

31. Salmón marinado en salazón

Tiempo de preparación: 10 minutos

Tiempo de cocción: 30 minutos

Porciones: 4

Ingredientes:

- 500 g de filete de salmón
- 1 kg de sal gruesa

Dirección:

1. Coloque el papel de horno en la cesta de la freidora y el salmón encima (con la piel hacia arriba) cubierto con sal gruesa.
2. Poner la freidora a 1500C.
3. Cocinar todo durante 25 a 30 minutos. Al final de la cocción, retirar la sal del pescado y servir con un chorrito de aceite.

Nutrición: Calorías 290 Grasas 13g Carbohidratos 3g Fibra 0g Proteínas 40g Colesterol 196mg

32. Trucha salteada con almendras

Tiempo de preparación: 35 minutos

Tiempo de cocción: 20 minutos

Porciones: 4

Ingredientes:

- 700 g de trucha asalmonada
- 15 granos de pimienta negra
- Hojas de eneldo al gusto
- 30g de almendras
- Sal al gusto

Dirección:

1. Cortar la trucha en cubos y marinarla durante media hora con el resto de los ingredientes (excepto la sal).
2. Cocinar en la freidora durante 17 minutos a 1600C. Verter un chorrito de aceite y servir.

Nutrición: Calorías 238,5 Grasas 20,1 g Carbohidratos 11,5 g Azúcares 1,0 g Proteínas4,0 g Colesterol 45,9 mg

33. Rabas

Tiempo de preparación: 5 minutos

Tiempo de cocción: 12 minutos

Porciones: 4

Ingredientes:

- 16 rabas
- 1 huevo
- Migas de pan
- Sal, pimienta, pimentón dulce

Dirección:

1. Poner las rabas en la freidora de aire para que hiervan durante 2 minutos.
2. Retirar y secar bien.
3. Batir el huevo y sazonar al gusto. Se puede poner sal, pimienta y pimentón dulce. Colocar en el huevo.
4. Empanar con pan rallado. Colocar en palitos.

Nutrición: Calorías 356; Grasas 18g; Carbohidratos 5 g; Proteínas 34g;

34. Salmón glaseado con miel

Tiempo de preparación: 10 minutos

Tiempo de cocción: 8 minutos

Raciones: 2

Ingredientes:

- 2 (6-oz.) filetes de salmón
- Sal, según sea necesario
- 2 cucharadas de miel

Direcciones:

1. Espolvorear los filetes de salmón con sal y luego, cubrirlos con miel.
2. Pulse el "botón de encendido" del horno Air Fry y gire el dial para seleccionar el modo "Air Fry".
3. Pulse el botón de tiempo y vuelva a girar el dial para ajustar el tiempo de cocción a 8 minutos.
4. Ahora pulse el botón Temp y gire el dial para ajustar la temperatura a 355 grados F.
5. Pulse el botón "Inicio/Pausa" para comenzar.

6. Cuando el aparato emita un pitido para indicar que está precalentado, abra la tapa.
7. Coloque los filetes de salmón en la "cesta de freír" engrasada e introdúzcala en el horno.
8. Servir caliente.

Nutrición: Calorías 289 Grasas 10,5 g Carbohidratos 17,3 g Proteínas 33,1 g

35. Salmón glaseado agridulce

Tiempo de preparación: 12 minutos

Tiempo de cocción: 20 minutos

Raciones: 2

Ingredientes:

- 1/3 de taza de salsa de soja
- 1/3 de taza de miel
- 3 cucharaditas de vinagre de vino de arroz
- 1 cucharadita de agua
- 4 (3½-oz.) filetes de salmón

Direcciones:

1. Mezclar en un bol la salsa de soja, la miel, el vinagre y el agua.
2. En otro tazón pequeño, reserve aproximadamente la mitad de la mezcla.
3. Añadir los filetes de salmón en la mezcla restante y cubrirlos bien.
4. Tapa el bol y refrigera para que se marine durante unas 2 horas.

5. Pulse el "botón de encendido" del horno Air Fry y gire el dial para seleccionar el modo "Air Fry".
6. Pulse el botón de tiempo y vuelva a girar el dial para ajustar el tiempo de cocción a 12 minutos.
7. Ahora pulse el botón Temp y gire el dial para ajustar la temperatura a 355 grados F.
8. Pulse el botón "Inicio/Pausa" para comenzar.
9. Cuando el aparato emita un pitido para indicar que está precalentado, abra la tapa.
10. Coloque los filetes de salmón en la "cesta de freír" engrasada e introdúzcala en el horno.
11. Dar la vuelta a los filetes de salmón a mitad de camino y cubrirlos con la marinada reservada cada 3 minutos.
12. Servir caliente.

Nutrición: Calorías 462 Grasas 12,3 g Carbohidratos 49,8 g Proteínas 41,3 g

36. Tilapia de rancho

Tiempo de preparación: 15 minutos

Tiempo de cocción: 13 minutos

Porciones: 4

Ingredientes:

- ¾ de taza de copos de maíz, triturados
- 1 (1 onza) paquete de aderezo seco estilo ranchero
- 2½ cucharadas de aceite vegetal
- 2 huevos
- 4 (6-oz.) filetes de tilapia

Direcciones:

1. En un recipiente poco profundo, batir los huevos.
2. En otro bol, añada los copos de maíz, el aderezo ranchero y el aceite y mezcle hasta que se forme una mezcla desmenuzable.
3. Sumergir los filetes de pescado en el huevo y luego, pasarlos por la mezcla de pan rallado.
4. Pulse el "botón de encendido" del horno Air Fry y gire el dial para seleccionar el modo "Air Fry".

5. Pulse el botón de tiempo y vuelva a girar el dial para ajustar el tiempo de cocción a 13 minutos.
6. Ahora pulse el botón Temp y gire el dial para fijar la temperatura en 356 grados F.
7. Pulse el botón "Inicio/Pausa" para comenzar.
8. Cuando el aparato emita un pitido para indicar que está precalentado, abra la tapa.
9. Coloque los filetes de tilapia en la "Cesta para freír al aire" engrasada e introdúzcala en el horno.
10. Servir caliente.

Nutrición: Calorías 267 Grasas 12,2 g Carbohidratos 5,1 g Proteínas 34,9 g

37. Platija empanada

Tiempo de preparación: 15 minutos

Tiempo de cocción: 12 minutos

Porciones: 3

Ingredientes:

- 1 huevo
- 1 taza de pan rallado seco
- ¼ de taza de aceite vegetal
- 3 (6-oz.) filetes de platija
- 1 limón, en rodajas

Direcciones

1. En un recipiente poco profundo, bata el huevo
2. En otro bol, añadir el pan rallado y el aceite y mezclar hasta que se forme una mezcla desmenuzable.
3. Sumergir los filetes de platija en el huevo batido y luego, pasarlos por la mezcla de pan rallado.
4. Pulse el "botón de encendido" del horno Air Fry y gire el dial para seleccionar el modo "Air Fry".

5. Pulse el botón de tiempo y vuelva a girar el dial para ajustar el tiempo de cocción a 12 minutos.
6. Ahora pulse el botón Temp y gire el dial para fijar la temperatura en 356 grados F.
7. Pulse el botón "Inicio/Pausa" para comenzar.
8. Cuando el aparato emita un pitido para indicar que está precalentado, abra la tapa.
9. Coloque los filetes de platija en la "cesta de freír" engrasada e introdúzcala en el horno.
10. Emplatar con rodajas de limón y servir caliente.

Nutrición: Calorías 524 Grasas totales 24,2 g Grasas saturadas 5,1 g Colesterol 170 mg Sodio 463 mg Carbohidratos totales 26,5 g Fibra 1,5 g Azúcar 2,5 g Proteínas 47,8g

38. Eglefino simple

Tiempo de preparación: 15 minutos

Tiempo de cocción: 8 minutos

Porciones: 2

Ingredientes:

- 2 (6-oz.) filetes de eglefino
- 1 cucharada de aceite de oliva
- Sal y pimienta negra molida, según sea necesario

Direcciones

- Untar los filetes de pescado con aceite y luego, espolvorear con sal y pimienta negra.
- Pulse el "botón de encendido" del horno Air Fry y gire el dial para seleccionar el modo "Air Fry".
- Pulse el botón de tiempo y vuelva a girar el dial para ajustar el tiempo de cocción a 8 minutos.
- Ahora pulse el botón Temp y gire el dial para ajustar la temperatura a 355 grados F.
- Pulse el botón "Inicio/Pausa" para comenzar.

- Cuando el aparato emita un pitido para indicar que está precalentado, abra la tapa.
- Coloque los filetes de eglefino en la "Cesta para freír al aire" engrasada e introdúzcala en el horno.
- Servir caliente.

Nutrición: Calorías 251 Grasas totales 8,6 g Grasas saturadas 1,3 g Colesterol 126 mg Sodio 226 mg Carbohidratos totales 0 g Fibra 0 g Azúcar 0 g Proteínas 41,2 g

39. Merluza empanada

Tiempo de preparación: 15 minutos

Tiempo de cocción: 12 minutos

Porciones: 4

Ingredientes:

- 1 huevo
- 4 oz. de pan rallado
- 2 cucharadas de aceite vegetal
- 4 (6-oz.) filetes de merluza
- 1 limón, cortado en gajos

Direcciones

1. En un recipiente poco profundo, bata el huevo.
2. En otro bol, añadir el pan rallado y el aceite y mezclar hasta que se forme una mezcla desmenuzable.
3. Sumergir los filetes de pescado en el huevo y luego, pasarlos por la mezcla de pan rallado.
4. Pulse el "botón de encendido" del horno Air Fry y gire el dial para seleccionar el modo "Air Fry".

5. Pulse el botón de tiempo y vuelva a girar el dial para ajustar el tiempo de cocción a 12 minutos.
6. Ahora pulse el botón Temp y gire el dial para fijar la temperatura en 350 grados F.
7. Pulse el botón "Inicio/Pausa" para comenzar.
8. Cuando el aparato emita un pitido para indicar que está precalentado, abra la tapa.
9. Colocar los filetes de merluza en la "cesta de freír" engrasada e introducirla en el horno.
10. Servir caliente.

Nutrición: Calorías 297 Grasas totales 10,6 g Grasas saturadas 2 g Colesterol 89 mg Sodio 439 mg Carbohidratos totales 22 g Fibra 1,4 g Azúcar 1,9 g Proteínas 29,2 g

40. Atún recubierto de semillas de sésamo

Tiempo de preparación: 15 minutos

Tiempo de cocción: 6 minutos

Raciones: 2

Ingredientes:

- 1 clara de huevo
- ¼ de taza de semillas de sésamo blanco
- 1 cucharada de semillas de sésamo negro
- Sal y pimienta negra molida, según sea necesario
- 2 (6-oz.) filetes de atún

Direcciones

1. En un bol, batir la clara de huevo.
2. En otro bol, mezcle las semillas de sésamo, la sal y la pimienta negra.
3. Sumergir los filetes de atún en la clara de huevo y, a continuación, cubrirlos con la mezcla de semillas de sésamo.
4. Pulse el "botón de encendido" del horno Air Fry y gire el dial para seleccionar el modo "Air Fry".

5. Pulse el botón de tiempo y vuelva a girar el dial para ajustar el tiempo de cocción a 6 minutos.
6. Ahora pulse el botón Temp y gire el dial para ajustar la temperatura a 400 grados F.
7. Pulse el botón "Inicio/Pausa" para comenzar.
8. Cuando el aparato emita un pitido para indicar que está precalentado, abra la tapa.
9. Coloque los filetes de atún en la "cesta de freír" engrasada e introdúzcala en el horno.
10. Dale la vuelta a los filetes de atún a mitad de camino.
11. Servir caliente.

Nutrición: Calorías 450 Grasas totales 21,9 g Grasas saturadas 4,3 g Colesterol 83 mg Sodio 182 mg Carbohidratos totales 5,4 g Fibra 2,7 g Azúcar 0,2 g Proteínas 56,7 g

APERITIVOS Y POSTRES

41. Pudín de cacao

Tiempo de preparación: 10 minutos

Tiempo de cocción: 20 minutos

Raciones: 2

Ingredientes:

- 2 cucharadas de agua
- ½ cucharada de agar
- 4 cucharadas de estevia
- 4 cucharadas de cacao en polvo
- 2 tazas de leche de coco, caliente

Direcciones:

1. En un bol, mezclar la leche con la estevia y el cacao en polvo y remover bien.
2. En un bol, mezcle el agar con el agua, remuévalo bien, añádalo a la mezcla de cacao, remuévalo y transfiéralo a un molde para budín que se ajuste a su freidora de aire.

3. Introducir en la freidora y cocinar a 356 grados F durante 20 minutos.
4. Servir el budín frío.
5. Que lo disfrutes.

Nutrición: Calorías - 170 Proteínas - 3 g Grasas - 2 g Carbohidratos - 4 g.

42. Galletas de coco con arándanos

Tiempo de preparación: 10 minutos

Tiempo de cocción: 30 minutos

Porciones: 12

Ingredientes:

- ½ taza de mantequilla de coco
- ½ taza de aceite de coco derretido
- 1 taza de arándanos
- 3 cucharadas de azúcar de coco

Direcciones:

1. En una olla que se ajuste a su freidora de aire, mezcle la mantequilla de coco con el aceite de coco, las frambuesas y el azúcar, mezcle, introduzca en la freidora y cocine a 367 grados F durante 30 minutos
2. Extender en una bandeja de horno forrada, guardar en la nevera durante unas horas, cortar las galletas y servir.
3. Que lo disfrutes.

Nutrición: Calorías - 174 Proteínas - 7 g Grasas - 5 g Carbohidratos - 4 g.

43. Pudín de coliflor

Tiempo de preparación: 10 minutos

Tiempo de cocción: 30 minutos

Porciones: 4

Ingredientes:

- 2½ tazas de agua
- 1 taza de azúcar de coco
- 2 tazas de arroz de coliflor
- 2 palitos de canela
- ½ taza de coco rallado

Direcciones:

1. En una olla que se ajuste a su freidora de aire, mezcle el agua con el azúcar de coco, el arroz de coliflor, la canela y el coco, revuelva, introduzca en la freidora y cocine a 365 grados F durante 30 minutos
2. Dividir el pudín en tazas y servirlo frío.
3. Que lo disfrutes.

Nutrición: Calorías - 203 Proteínas - 4 g Grasas - 4 g Carbohidratos - 9 g.

44. Ruibarbo dulce de vainilla

Tiempo de preparación: 10 minutos

Tiempo de cocción: 10 minutos

Porciones: 4

Ingredientes:

- 5 tazas de ruibarbo picado
- 2 cucharadas de mantequilla de coco derretida
- 1/3 de taza de agua
- 1 cucharada de estevia
- 1 cucharadita de extracto de vainilla

Direcciones:

1. Ponga el ruibarbo, el ghee, el agua, la stevia y el extracto de vainilla en una sartén que se ajuste a su freidora de aire, introduzca en la freidora y cocine a 365 grados F durante 10 minutos
2. Dividir en pequeños cuencos y servir frío.
3. Que lo disfrutes.

Nutrición: Calorías - 103 Proteínas - 2 g Grasas - 2 g Carbohidratos - 6 g.

45. Pudín de piña

Tiempo de preparación: 10 minutos

Tiempo de cocción: 5 minutos

Porciones: 8

Ingredientes:

- 1 cucharada de aceite de aguacate
- 1 taza de arroz
- 14 onzas de leche
- Azúcar al gusto
- 8 onzas de piña enlatada, picada

Direcciones:

1. En su freidora de aire, mezcle el aceite, la leche y el arroz, revuelva, tape y cocine a temperatura alta durante 3 minutos.
2. Añada el azúcar y la piña, remueva, tape y cocine en Alto durante 2 minutos más.
3. Dividir en cuencos de postre y servir.

Nutrición: Calorías - 154 Proteínas - 8 g Grasas - 4 g Carbohidratos - 14 g.

46. Mermelada de arándanos

Tiempo de preparación: 10 minutos

Tiempo de cocción: 11 minutos

Raciones: 2

Ingredientes:

- ½ libra de arándanos
- 1/3 de libra de azúcar
- Cáscara de ½ limón, rallada
- ½ cucharada de mantequilla
- Una pizca de canela en polvo

Direcciones:

1. Ponga los arándanos en su batidora, púlselos bien, cuélelos, páselos a su olla a presión, añada el azúcar, la ralladura de limón y la canela, remuévalos, tápelos y cuézalos a fuego lento en modo salteado durante 3 minutos.

2. Añade la mantequilla, remueve, tapa la freidora y cocina a fuego alto durante 8 minutos.
3. Pasar a un frasco y servir.

Nutrición: Calorías - 211 Proteínas - 5 g Grasas - 3 g Carbohidratos - 6 g.

47. Mermelada de ciruela

Tiempo de preparación: 20 minutos

Tiempo de cocción: 8 minutos

Porciones: 12

Ingredientes:

- 3 libras de ciruelas, sin hueso y cortadas en trozos grandes
- 2 cucharadas de zumo de limón
- 2 libras de azúcar
- 1 cucharadita de extracto de vainilla
- 3 onzas de agua

Direcciones:

1. En su freidora de aire, mezcle las ciruelas con el azúcar y el extracto de vainilla, remueva y deje reposar durante 20 minutos
2. Añade el zumo de limón y el agua, remueve, tapa y cocina a fuego alto durante 8 minutos.

3. Dividir en cuencos y servir frío.

Nutrición: Calorías - 191 Proteínas - 13 g Grasas - 3 g Carbohidratos - 12 g.

48. Panqueque de coco

Tiempo de preparación: 10 minutos

Tiempo de cocción: 20 minutos

Porciones: 4

Ingredientes:

- 2 tazas de harina de trigo
- 2 cucharadas de azúcar
- 2huevos
- 1 y ½ tazas de leche de coco
- Un chorrito de aceite de oliva

Direcciones:

1. En un bol, mezclar los huevos con el azúcar, la leche y la harina y batir hasta obtener una masa.
2. Engrase su freidora de aire con el aceite, añada la masa, extiéndala en la olla, tpela y cocínela a fuego lento durante 20 minutos.

3. Cortar la tortilla en rodajas, repartirla en los platos y servirla fría.

Nutrición: Calorías - 162 Proteínas - 8 g Grasas - 3 g Carbohidratos - 7 g.

49. Manzanas y zumo de uva roja

Tiempo de preparación: 10 minutos

Tiempo de cocción: 10 minutos

Raciones: 2

Ingredientes:

- 2manzanas
- ½ taza de zumo de uva roja natural
- 2 cucharadas de pasas
- 1 cucharadita de canela en polvo
- ½ cucharada de azúcar

Direcciones:

1. Ponga las manzanas en su freidora de aire, añada el zumo de uva, las pasas, la canela y la stevia, remueva un poco, tape y cocine a velocidad alta durante 10 minutos.
2. Dividir en 2 cuencos y servir.

Nutrición: Calorías - 110 Proteínas - 3 g Grasas - 1 g Carbohidratos - 3 g.

50. Pudín de coco y aguacate

Tiempo de preparación: 2 horas

Tiempo de cocción: 2 minutos

Porciones: 3

Ingredientes:

- ½ taza de aceite de aguacate
- 4 cucharadas de azúcar
- 1 cucharada de cacao en polvo
- 14 onzas de leche de coco en lata
- 1 aguacate, sin hueso, pelado y picado

Direcciones:

1. En un bol, mezclar el aceite con el cacao en polvo y la mitad del azúcar, remover bien, pasar a un recipiente forrado, guardar en la nevera durante 1 hora y picar en trozos pequeños.
2. En su freidora de aire, mezcle la leche de coco con el aguacate y el resto del azúcar, mézclelo con una batidora de inmersión, tape la olla y cocine en Alto durante 2 minutos.

3. Añade los trozos de chocolate, remueve, divide el pudín en cuencos y guárdalo en la nevera hasta que lo sirvas.

Nutrición: Calorías - 140 Proteínas - 4 g Grasas - 3 g Carbohidratos - 3 g.

CONCLUSIÓN

Si está buscando una forma saludable de freír sus alimentos favoritos, una freidora de aire puede ser la respuesta. Una de las cosas más extraordinarias que puede hacer una freidora de aire es reducir la cantidad de grasa y calorías de sus alimentos.

Hoy en día existen varias freidoras de aire en el mercado, y la mayoría no son demasiado caras.

Las freidoras de aire se diferencian de las de convección porque no utilizan aire caliente, sino un ventilador. Las freidoras de aire no deben confundirse con las freidoras de aire por convección porque éstas no requieren el uso de aire caliente, sino que utilizan un ventilador.

Puede haber cierto desacuerdo sobre si los alimentos cocinados en una freidora de aire saben mejor o peor que si los preparara con otros métodos, pero la mayoría de la gente está de acuerdo en que a la freidora de aire le falta sabor y puede tener un gusto a cartón a veces.

Puede lavar la freidora de aire a mano, pero debe utilizar una toalla de papel o una almohadilla Plamadry para secarla.

le ayudará a mantener la tapa cerrada mientras cocina en todo momento cuando utilice una freidora de aire. Esto ayuda a mantener la temperatura en su cocina y evita el sobrecalentamiento si esto ocurre.

Las freidoras de aire son aparatos compactos con múltiples ajustes y pueden cocinar casi cualquier cosa.

Las freidoras de aire pueden cocinar los alimentos rápidamente utilizando aire caliente en lugar de aceite. En consecuencia, es mucho más saludable y con menos grasa que muchos otros métodos de cocción.

Como el coste de estos dispositivos ha bajado, en los últimos años se han generalizado para uso doméstico.

Las freidoras de aire no requieren mucho aceite para cocinar los alimentos porque el aire caliente seca los alimentos mientras hierven, deteniendo parte de la absorción de grasas y aceites en los alimentos que se cocinan.

CPSIA information can be obtained
at www.ICGtesting.com
Printed in the USA
LVHW050205050621
689455LV00025B/2023

9 781802 992397